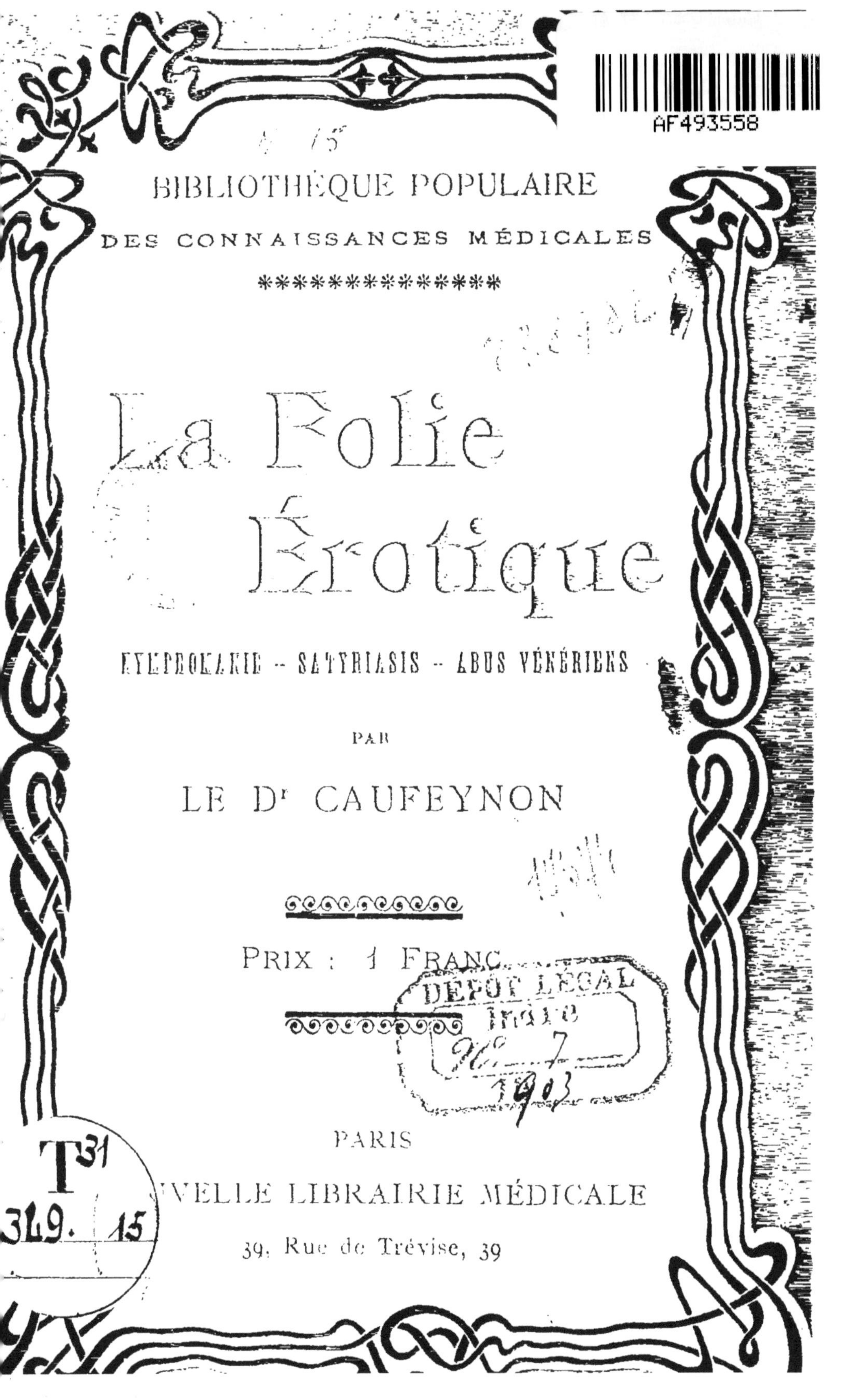



BIBLIOTHÈQUE POPULAIRE
DES CONNAISSANCES MÉDICALES

***************

# La Folie Érotique

NYMPHOMANIE — SATYRIASIS — ABUS VÉNÉRIENS

PAR

LE Dr CAUFEYNON

PRIX : 1 FRANC



PARIS
NOUVELLE LIBRAIRIE MÉDICALE
39, Rue de Trévise, 39

# La Folie Érotique

Docteur CAUFEYNON

# La Folie Érotique

ÉROTOMANIE - SATYRIASIS - NYMPHOMANIE
PRIAPISME

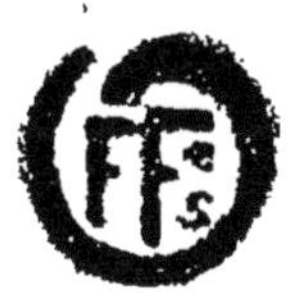

PARIS
CHARLES OFFENSTADT, ÉDITEUR
23, RUE RICHER, 23

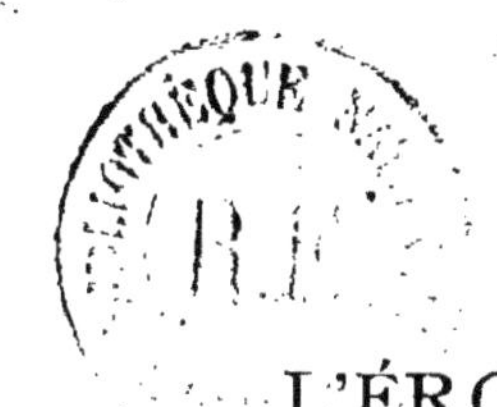

# I

# L'ÉROTOMANIE

# LA FOLIE ÉROTIQUE

## I

## L'ÉROTOMANIE

L'érotomanie consiste dans un amour excessif, tantôt pour un objet réel, tantôt pour un objet imaginaire ; dans cette maladie l'imagination seule est lésée ; il y a erreur de l'entendement. C'est une affection mentale, dans laquelle les idées amoureuses sont fixes et dominantes.

L'érotomanie diffère essentiellement de la nymphomanie et du satyriasis. Dans ceux-ci le mal vient des organes reproducteurs, dont l'irritation réagit sur le cerveau. Dans l'érotomanie, l'amour est dans la tête. Tandis que les propos les plus sales, les actions les plus honteuses, les plus humiliantes, caractérisent la nymphomanie et le satyriasis, l'érotomaniaque ne désire, ne songe pas même aux faveurs qu'il pourrait espérer de l'objet de sa folle tendresse. Quelquefois même l'amour a pour objets des êtres qui ne sauraient le satisfaire.

Dans l'érotomanie, les yeux sont vifs, animés, le regard passionné, les propos tendres, les actions expansives. Mais ceux qui en sont affectés ne sortent jamais des bornes de la décence ; ils s'oublient en quelque sorte eux-mêmes ; ils vouent à leur divinité un culte pur, souvent secret ; ils s'en rendent esclaves ; ils sont en extase, contemplant ses perfections souvent imaginaires ; désespérés par l'absence, leur regard est alors abattu ; ils sont pâles, les traits s'altèrent ; ils perdent le sommeil et l'appétit, ils sont inquiets, rêveurs, colères Le retour les rend ivres de joie, le bonheur dont ils jouissent se montre dans toute leur personne et se répand sur tout ce qui les entoure ; leur activité musculaire augmente, mais elle est convulsive ; ils parlent beaucoup, et toujours de leur amour ; pendant le sommeil, ils ont des rêves, ils sont sujets à des illusions de sensations, qui ont enfanté les *succubes* et les *incubes*.

L'érotomanie ne se présente pas toujours avec les mêmes caractères que nous venons d'indiquer, quelquefois elle se marque sous des dehors trompeurs ; alors elle est plus funeste, les malades ne déraisonnent pas, mais ils sont tristes, mélancoliques, sombres.

Ils tombent dans la *fièvre érotique* qui a une marche plus ou moins aiguë, plus ou moins funeste.

Une jeune personne, sans mal physique

apparent, sans cause connue, devient triste, rêveuse ; son visage prend un teint pâle, les yeux se cavent, les larmes coulent, elle éprouve des lassitudes spontanées, elle gémit, pousse des soupirs ; elle évite ses parents, tout l'ennuie, elle ne mange pas, elle ne dort que d'un sommeil troublé. Ses parents croient, par le mariage, la retirer de cet état qui les inquiète ; elle accepte d'abord avec indifférence les partis qu'on lui propose, puis elle les refuse obstinément : le mal va croissant, la fièvre se déclare, on observe des mouvements convulsifs, quelques idées disparates, surtout des actions bizarres ; peu à peu la jeune personne tombe dans le marasme et meurt. La mort a dévoré son secret ; la honte, la crainte de déplaire à sa famille l'ont déterminée à cacher les désordres de son cœur et la vraie cause de sa maladie.

Une jeune fille de Lyon devint amoureuse d'un de ses parents à qui elle était promise en mariage.

Les circonstances s'opposèrent à l'accomplissement des promesses données aux deux amants ; le père exigea l'éloignement du jeune homme. A peine est-il parti, que cette demoiselle tombe dans une profonde tristesse, ne parle point, reste couchée, refuse toute nourriture. Toutes les sécrétions se suppriment ; elle rejette toutes les prières, toutes les consolations de ses parents, de ses amis. Après cinq jours vainement employés à vaincre sa résolution, on se décide à rappeler son amant ; il n'était plus temps ; elle succombe, le sixième jour, dans ses bras !

Lorsque l'érotomanie n'a pas une terminaison aussi prompte, elle dégénère comme toutes les monomanies ; le délire s'étend à un plus grand nombre d'idées ; il s'établit une sorte de délire général qui, assez souvent, par les progrès de l'âge, finit par la démence dans laquelle on retrouve encore les premiers éléments du désordre intellectuel et moral qui a caractérisé le début de la maladie.

L'érotomanie, comme toutes les mélancolies, qui semblent n'être que l'extrême d'une forte passion, conduit au suicide en produisant le désespoir ou la certitude de n'obtenir jamais l'objet aimé. Le délire érotique cause souvent l'onanisme, l'hystérie, le satyriasis, la nymphomanie ; car, dit Lorry, la fièvre érotique s'accompagne d'une sorte d'éréthisme des organes de la génération.

La mélancolie amoureuse se complique avec la manie ; en voici un exemple typique cité par Guersant :

« Une dame âgée de trente-deux ans, d'une taille élevée, d'une constitution forte, ayant les yeux bleus, la peau blanche, les cheveux châtains, avait été mise dans une maison d'éducation, où le plus brillant avenir, où les plus hautes prétentions s'offraient en perspective aux jeunes personnes qui en sortaient. Quelque temps après son mariage, elle aperçoit un jeune homme d'un rang plus élevé que son mari ; aussitôt elle devient éprise de lui ; elle murmure de sa position, ne parle qu'avec mépris de son mari ; elle se refuse à vivre avec lui, finit par le prendre en aversion, ainsi que ses propres parents, qui s'efforcent vainement de la ramener de son égarement.

« Le mal augmente, il faut la séparer de son mari, elle parle sans cesse de l'objet de sa passion, elle devient difficile, capricieuse, colère ; elle s'échappe de chez ses parents pour courir après lui ; elle le voit partout, elle l'appelle par ses chants passionnés ; c'est le plus beau, le plus grand, le plus spirituel, le plus aimable, le plus parfait des hommes, elle assure qu'elle est sa femme, qu'elle n'a jamais connu d'autre mari ; c'est lui qui vit dans son cœur, qui en dirige tous les mouvements, qui règle ses pensées, qui gouverne ses actions ; elle a eu un enfant avec lui qui sera accompli comme son père.

« On la surprend souvent dans une sorte d'extase, de ravissement ; alors son regard est fixe, et le sourire est sur ses lèvres ; elle lui adresse fréquemment des lettres ; elle fait des vers, qu'elle anime des expressions les plus amoureuses, elle les copie souvent et avec soin ; ils expriment la passion la plus violente, ils sont la preuve d'une vertu parfaite.

« Si elle se promène, elle marche avec vivacité, comme si elle était très occupée ; ou bien elle marche avec lenteur, avec fierté ; elle évite la rencontre des hommes qu'elle méprise et qu'elle met bien au-dessous de son amant.

« Cependant elle n'est pas toujours indifférente aux marques d'intérêt qu'on lui donne ; mais toute expression peu mesurée l'offense, et aux instances qu'on peut lui faire, elle oppose le nom, le mérite, la profession de celui qu'elle adore.

« Souvent pendant le jour, et durant la nuit, elle parle seule, tantôt à haute voix, tantôt à voix basse ; tantôt elle rit, tantôt elle pleure, tantôt elle se fâche dans ses entretiens solitaires. Si on l'avertit de cette loquacité, elle assure qu'on l'a contrainte de parler ; le plus souvent, c'est *son amant qui cause avec elle à l'aide de moyens connus de lui seul ;* quelquefois elle croit que des jaloux s'efforcent de traverser son bonheur en troublant ses entretiens et en lui donnant des coups. (Je l'ai vue prête à entrer en fureur après avoir poussé un grand cri, et m'assurer qu'on venait de la frapper.)

« Dans d'autres circonstances, la face devient rouge, les yeux étincelants, elle s'emporte contre tout le monde, elle pousse des cris affreux, elle ne connaît plus ni parents ni amis, elle est furieuse et profère les injures les plus menaçantes.

« Cet état persiste quelquefois pendant deux ou trois jours et même plus ; elle éprouve alors des douleurs atroces à l'épigastre et au cœur. Ces douleurs, dit-elle, elle ne pourrait les supporter sans la force que lui communique son amant ; elles sont causées par ses parents, par ses amis, quoiqu'ils soient éloignés même de plusieurs lieues, ou par des personnes qui sont auprès d'elle. Un grand appareil de force lui en impose : elle pâlit, tremble ; l'écoulement des larmes termine l'accès.

« Cette dame, raisonnable sous tout autre rapport, travaille, surveille très bien les objets qui sont à sa convenance et à son usage ; elle rend justice au mérite de son mari, à la justice de ses parents, mais ne peut voir le premier, ni vivre avec les autres.

« Les menstrues sont régulières, abondantes, les paroxysmes d'emportement ont lieu quelquefois aux époques menstruelles, mais pas toujours ; elle mange par caprice, et toutes ses actions participent au désordre et à la bizarrerie de sa passion délirante ; elle dort peu, son sommeil est troublé par des rêves et même par le cauchemar ; elle a souvent de longues insomnies et alors elle se promène, parle seule et chante ; cet état persiste depuis plusieurs années. Un traitement méthodique d'un an, l'isolement, les bains tièdes, les douches, rien n'a pu la rendre à la raison. »

Voici encore un exemple rapporté par Guersant :

« Une demoiselle âgée de 32 ans, accablée de la perte d'une fortune considérable, devenue triste, assiste à une leçon d'un professeur célèbre de la capitale ; dès ce moment, elle ne cesse de parler de ce professeur ; bientôt elle se croit enceinte de lui ; les menstrues se suppriment, ce qui la confirme dans son idée de grossesse ; les coliques que la suppression cause, sont de nouvelles preuves de la présence de l'enfant ; elle maigrit beaucoup, elle a mille illusions de l'ouïe ; elle entend ce professeur qui lui parle, qui lui donne des conseils ; souvent elle refuse toute nourriture, et ce n'est qu'en lui répétant que c'est par son ordre qu'elle se décide à prendre des aliments.

« Pendant dix-huit mois, elle fut occupée à faire des layettes pour l'enfant, à lui préparer des petits vêtements pour le temps où il sera sevré ; souvent elle marche nu-pieds sur le pavé afin de provoquer les douleurs de l'enfantement. Fréquemment elle s'agite, elle appelle à hauts cris le père de l'enfant qu'elle porte dans son sein ; elle a de longs intervalles de raison, mais le plus souvent elle déraisonne sur toutes sortes d'objets, quelquefois elle devient furieuse parce qu'on l'empêche de voir ou d'aller trouver son amant qui l'appelle. Il est à remarquer que cette demoiselle n'a jamais parlé au professeur, qu'elle ne l'a vu qu'une fois, et qu'elle a toujours eu la conduite la plus régulière. »

L'érotomanie a été signalée chez tous les peuples ; les anciens, qui avaient déifié l'amour, la regardèrent comme une des vengeances les plus ordinaires de Cupidon et de sa mère. Galien accuse l'amour d'être la cause des plus grands désordres physiques et moraux. Les philosophes, les poètes ont décrit ces désordres ; les médecins de tous les âges l'ont signalée, elle n'épargne personne, ni les sages, ni les fous. Lucrèce, rendu amoureux par un philtre, se tue ; Sapho, n'ayant pu fléchir les rigueurs de Phaon, se précipite du haut du rocher de Leucade. Le Tasse soupire son amour et son désespoir pendant quatorze ans. Cervantes, dans son *Don Quichotte*, a donné la description la plus vraie de cette maladie presque épidémique de son temps, en lui conservant les traits des mœurs chevaleresques du xve siècle. Chez Héloïse et Abailard, elle s'associe aux idées religieuses dominantes alors.

Les causes de l'érotomanie sont les mêmes que celles de la monomanie ; quoiqu'elle se montre dans un âge avancé, cependant les jeunes gens, et surtout les jeunes personnes, ceux qui ont un tempérament nerveux, une imagination vive, ardente, dominée par un amour-propre excessif, l'attrait du plaisir, l'inoccupation, la lecture des romans, la fréquentation des théâtres et des bals, une éducation vicieuse, sont plus exposés à cette maladie.

La masturbation, en communiquant au système nerveux une sensibilité plus grande, quoique factice ; la continence, en lui imprimant une activité très énergique, prédisposent également au délire érotique.

Il est encore une sorte de délire érotique qui doit nécessairement faire partie du même groupe que ceux précédemment décrits et qui a pour effet une monomanie spéciale : la jalousie.

Si l'amour est surtout le remède de la mélancolie, de l'hypochondrie, de la tristesse, de la nostalgie, du dégoût de la vie et du penchant au suicide ; si par l'amour l'homme fatigué des misères et des déceptions de la vie est transformé, si l'espérance sourit et que l'avenir s'illumine, l'amour, disons-nous, est la cause de ces mêmes symptômes, de ces mêmes affections morales s'il est contrarié.

Rien de plus pénible qu'être délaissé par la femme aimée ; la jalousie arrive alors et bouleverse l'âme. Tour à tour tyran et esclave, le jaloux menace, injurie, maltraite, puis il s'apaise et se repent ; il s'humilie pour redevenir peu après aussi furieux qu'auparavant.

La jalousie ne meurt pas toujours avec l'amour, elle continue à se nourrir sur l'amour-propre de la vanité. Beaucoup d'hommes sont jaloux, non parce qu'ils aiment, mais parce qu'ils veulent qu'on les sache préférés. Il y a des jalousies de cette sorte absolument inexplicables ; il y a des filles publiques jalouses de la faveur d'un homme auquel elles s'attachent spécialement, tout en continuant de se prostituer à tout venant.

Dans le monde, une femme joue vis-à-vis d'un amant la plus grande tendresse, elle est jalouse au-delà de toute expression. Elle exige de lui les plus grands sacrifices, spectacles, amis, il faut tout lui sacrifier. Plus tard, il apprend des choses inouïes, elle avait le cœur vague et menait à la fois plusieurs intrigues amoureuses! C'est à faire supposer qu'il y a dans le cœur place pour un amour vrai à côté de ces habitudes de femmes à bonnes fortunes.

Quelquefois, la jalousie est le propre de la force virile ; c'est celle d'Orosmane poignardant Zaïre, c'est celle de ce Romain qui, n'ayant pu obtenir la main de son amante, aime mieux la poignarder que de la voir passer dans les bras d'un autre. Des déceptions inattendues, de fougueuses ardeurs inapaisées, de violents désirs méconnus, ébranlent souvent la raison d'amants infortunés.

On observe la monomanie ambitieuse chez ceux qui étaient dominés par des idées de grandeur, tandis que la fureur génitale se montre chez les malheureux qui n'étaient poussés que par le besoin impérieux des sens.

La jalousie engendre une sorte de folie furieuse qui dégénère en manie.

Les femmes, en général, sont plus esclaves de leur organisation que les hommes ; il est beaucoup de celles-là pour qui les plaisirs des sens ont peu d'attraits. Parmi celles qui s'abandonnent au libertinage, il en est un grand nombre qui obéissent plutôt aux séductions du cœur et de l'esprit qu'à celles des sens. Mais, chose remarquable, quand une femme a franchi l'intervalle qui sépare la froideur de la volupté, elle est infiniment plus fougueuse et plus ardente que l'homme. Quelquefois même cela devient tellement exagéré, qu'il faut le regarder comme un état maladif.

On a vu souvent des cas de monomanie et de suicide occasionné par les passions d'amour. Voici un exemple cité par le docteur Bourgeois dans son livre sur *les Passions* :

« M. G..., doué d'excellentes qualités, mais d'une imagination et d'une sensibilité exaltées, se marie avec une jeune femme qu'il aime avec passion. Il goûte pendant un an les charmes d'une délicieuse intimité. Sans cause appréciable, on le voit devenir sombre, mélancolique, il fuit la société. L'appétit se perd, la nutrition devient languissante, de longues insomnies l'épuisent. Son épouse alarmée m'appelle pour lui donner des soins ; au bout d'un certain temps, voyant le mal s'aggraver, je soupçonne une affection morale. J'interroge le malade avec prudence, je m'informe auprès de la famille, on ne sait rien.

« Cependant, sa femme qui surveillait ses actions, découvre dans un endroit secret une boîte de pistolets qu'il venait d'y cacher. Elle lui demande raison de cet achat; le malheureux se prend à verser des larmes abondantes, et s'enfuit sans répondre.

« Un jour, il vient me trouver. Il est agité, ses yeux sont hagards, sa voix est troublée : « Je suis au désespoir, me dit-il, ma raison s'égare, je veux me tuer... sauvez-moi!... Voici du laudanum ; dix fois, j'ai voulu m'empoisonner, je vais succomber!...

« — Et qu'avez-vous donc, mon ami?

« — Ce que j'ai... mais je suis jaloux à la folie... ma femme ne m'aime pas, ne m'a jamais aimé, elle en aimait un autre avant son mariage.

« La cause du mal m'était ainsi révélée. Le malheureux s'était mis en tête de fausses idées qui le torturaient sans cesse. Je combattis de mon mieux la conception délirante, je réussis, après bien des soins, à rendre M. G... à la raison et à la santé. »

# II

# LE SATYRIASIS

## II

# LE SATYRIASIS

Le satyriasis est à l'homme ce que la nymphomanie est à la femme, c'est un état d'excitation morbide sexuelle avec penchant irrésistible à répéter fréquemment l'acte vénérien et faculté de l'exercer un grand nombre de fois sans l'épuiser ; il se développe sous l'influence de lésions organiques très nombreuses et des troubles fonctionnels les plus variés.

Il ne faut pas confondre l'*érotomanie* avec le satyriasis, la première a son point de départ dans les fonctions cérébrales, le second est propre aux organes génitaux eux-mêmes. Cependant ces deux états, quoique bien distincts, ne restent pas toujours assez isolés entre eux pour que l'on ne rencontre parfois une complication de l'un et de l'autre. Les exemples ne sont pas rares dans lesquels un malade, après avoir souffert durant un certain temps de l'érotomanie, est devenu plus tard un sujet de danger public par suite des impulsions violentes suscitées par le satyriasis.

Certains tempéraments disposent plus particulièrement au satyriasis : les hommes à système nerveux, à muscles développés, aux poils abondants, au teint coloré, y sont plus souvent sujets. Fréquemment ces tendances funestes sont le fait d'hérédité et quand l'éducation ne parvient pas à calmer des instincts de cette nature, les causes les plus légères les mettent à jour, bientôt la volonté se montre impuissante à régler la satisfaction d'un appétit ordinairement très irrégulier.

On observe le satyriasis aussi bien dans l'enfance que dans la vieillesse; mais c'est surtout dans la période d'activité des fonctions sexuelles qu'on le rencontre généralement en même temps que d'autres phénomènes nerveux d'une intensité variable. Des vieillards, chez lesquels les fonctions intellectuelles sont presque toutes anéanties, sont pris subitement d'un besoin presque automatique qu'ils vont satisfaire en public, sans conscience aucune, sur des personnes de l'autre sexe et même sur des enfants.

Chez la femme la fureur génitale est, dit-on, plus fréquente que chez l'homme, celui-ci vit moins longtemps que la femme sous la dépendance de ses organes de la génération.

Une influence active du satyriasis est celle

de la continence imposée aux hommes vigoureux et dont l'imagination s'exalte par l'effort même qu'ils font pour repousser les images voluptueuses qui la troublent.

La masturbation est aussi une cause fréquente :

Le docteur Mottet cite le cas d'un jeune homme qui dès l'enfance se livrait à l'onanisme ; sa santé s'altéra, et sur les conseils qui lui furent donnés il rompit avec ses habitudes solitaires. Son père l'ayant placé dans une maison de commerce, il se livra avec le plus grand zèle à ses occupations nouvelles ; il reçut des témoignages d'amitié de la part de son patron et de sa femme. Il crut que celle-ci l'aimait. Bien qu'elle ne fût ni jeune ni jolie, il fut pris du violent désir de la posséder. Dès qu'elle le regardait, il entrait en érection ; la nuit, il rêvait d'elle, et avait de fréquentes pollutions. Sa santé se troubla et le délire survint; après la lecture de *Phèdre,* il s'imagina qu'il était Hippolyte, sa maîtresse devint Phèdre, et le mari, un nouveau Thésée, auquel il raconta un jour la passion qui le dévorait, dans les termes d'une exaltation si tragique que le mari, non moins inquiet que surpris, le congédia sur l'heure.

Les cantharides ingérées dans les voies intestinales, dans le but d'excitations génésiques, ont souvent déterminé le satyriasis. Ambroise Paré en a cité un curieux exemple : Un certain abbé, venu à Paris, fut accosté par une fille qui le conduisit chez elle, elle lui fit goûter d'une confiture dans laquelle se trouvaient des cantharides. L'abbé fut pris d'un épouvantable satyriasis, il se livra pendant toute la nuit au coït le plus effréné, à tel point que la femme effrayée crut devoir aller chercher un médecin. L'abbé délirait, il tenait des propos obscènes, se livrait à des actes de lubricité sans s'inquiéter de la présence du médecin. Il mourut quelques jours après d'une gangrène de la verge.

Cabrol rapporte deux observations analogues : sur le conseil d'une sorcière, un homme avait pris une drogue pour se guérir de la fièvre, dans ce remède se trouvait de la cantharide. « Ce qui le rendit si furieux à l'acte vénérien que sa femme jura Dieu qu'il l'avait chevauchée dans deux nuits quatre-vingt-sept fois, sans y comprendre plus de dix fois qu'il s'était corrompu... mais quel remède qu'on lui sceust faire, il se passa le pas. » Dans le second cas, sous l'influence d'un semblable remède, le malade fut pris de délire, « il fallut l'attacher comme s'il fust possédé du diable ; les femmes le plièrent dans un linceuil mouillé en eau et vinaigre, où il fut laissé jusqu'au lendemain qu'elles alloient le visiter ; mais sa furieuse chaleur fut bien abattue et éteinte, car elles le trouvèrent rède mort, la bouche riante, montrant les dents et son membre gangrené. »

Une observation de satyriasis chez les vieillards est citée dans les *Ephémérides* de Jacob Schmid : « Un septuagénaire après deux années de veuvage épouse une jeune fille. Ce vieillard cachectique, dès les premiers jours, la fatigue par des assauts répétés, pratiquant le coït jusqu'à dix, quinze et vingt fois en vingt-quatre heures. Il continua cet exercice pendant trois mois. La femme épuisée en référa à ses parents et demanda un remède, non seulement pour ses parties sexuelles excoriées par des frottements si répétés, mais aussi pour abattre la salacité, la méchanceté de ce vieillard insatiable. »

Le docteur Trélat, dans la *Folie lucide*, range les individus atteints de satyriasis dans la classe des idiots et des imbéciles dont les habitudes de masturbation, les perversions instinctives, exigent des mesures de surveillance étroite. Lorsqu'ils vivent en liberté, ils peuvent être pris de véritables accès de rut, pendant lesquels ils se livrent à des actes de violence pour satisfaire leurs appétits sexuels. Dans ces conditions, l'attaque est d'une brutalité excessive, la résistance de la victime l'exalte encore, et c'est la plupart du temps sur un cadavre que l'imbécile, dans un paroxysme de fureur maniaque, assouvit ses désirs.

# III

# LA NYMPHOMANIE

## III

## LA NYMPHOMANIE

Quoique la nymphomanie puisse exister chez toutes les femmes en général, depuis la puberté, où la sensibilité utérine se développe, jusqu'à la décrépitude où elle s'éteint, on l'observe néanmoins plus fréquemment chez les jeunes filles d'un tempérament sanguin et d'une imagination ardente, chez celles dont la menstruation se fait difficilement sentir, chez les veuves, naturellement lascives, qui ont été privées tout à coup de leurs jouissances ordinaires, chez les femmes mariées que des époux faibles, malades ou vieux ne peuvent satisfaire ; celles qui sont enflammées d'un violent amour pour une personne qu'elles ne peuvent posséder, ou qui sont dédaignées après lui avoir accordé l'objet de ses désirs ; enfin chez les filles publiques ou mercenaires que la réclusion force quelquefois à une continence plus ou moins prolongée.

Les climats chauds où les passions fermentent, le séjour des grandes villes, où mille objets les excitent, la bonne chère, l'abus des liqueurs alcooliques, l'excès des plaisirs, les dérangements de la menstruation, les liaisons dangereuses, les spectacles, les peintures, les lectures lascives, sont encore autant de causes qui peuvent disposer à la nymphomanie ou la produire.

Le début et les progrès de cette passion ne sont pas les mêmes chez toutes les femmes ; ils varient à l'infini, soit par rapport à l'âge, à la constitution individuelle, soit par rapport au genre de vie et surtout à l'éducation qui a dirigé l'esprit et le cœur.

Cette funeste passion présente plusieurs degrés, la jeune fille ne pouvant de suite éprouver toute la violence d'une affection aussi honteuse et aussi déplorable. Ce n'est d'abord qu'une espèce de mélancolie, d'amour platonique ou un vif désir, qu'exalte une imagination déréglée ou pervertie par la lecture des romans, par les charmes d'un amour que développe davantage la solitude et dans lequel l'esprit est profondément occupé de l'objet aimé.

Le désir des jouissances vénériennes n'est pas encore ce qui tourmente la jeune fille, mais elle trouve une certaine complaisance à contempler intuitivement celui qui la captiva, chacune de ses qualités physiques lui paraît une perfection qu'elle admire en silence. Dans cette illusion, elle cherche la solitude, où elle soupire plus à son aise, où elle cache et nourrit le feu qui va bientôt l'embraser. Le mal empire et s'exaspère, l'imagination s'exalte ; ce qui n'était d'abord, en apparence, qu'une douce affection, un tendre sentiment, se change bientôt en une passion violente, en un feu qui dévore, l'esprit n'est plus obsédé que par les idées les plus obscènes ; l'appétit se perd, il n'y a plus ni sommeil ni repos, le corps s'échauffe, les organes génitaux deviennent le siège d'une ardeur, d'un prurit, d'une démangeaison remarquable ; les désirs vénériens commandent en maîtres impérieux ; il n'y a plus qu'un reste de pudeur et de honte qui retienne.

Mais ce feu, pour être concentré, n'en devient que plus ardent ; bientôt il fait explosion et dès lors il n'y a plus d'obstacle qui l'arrête. La nymphomane ne suit que l'impulsion de la nature ; elle se livre aux dérèglements de son imagination et ne recherche que le plaisir : la raison se trouble, les fonctions intellectuelles se pervertissent et ne gardent plus que le souvenir de tout ce qui rappelle des idées de lubricité. A la vue d'un homme son pouls s'agite, sa respiration devient tumultueuse, ses sens se troublent. Tendres sentiments, regards lascifs, propos libres, gestes indécents, attitudes voluptueuses, tout est mis en usage pour séduire ; quelquefois la nymphomane pousse le désir jusqu'à se jeter dans les bras du premier venu ; elle le presse, elle le sollicite ; éprouve-t-elle un refus ou de la résistance, elle éclate en menaces et vomit un torrent d'injures.

Enfin la maladie dégénère en une manie des plus furieuses, la femme n'observe plus aucune modération ; la passion seule la transporte et lui fait commettre les excès les plus déplorables. Les personnes arrivées à ce degré d'abrutissement et de fureur, déchirent leurs vêtements, se meurtrissent la poitrine, s'arrachent les cheveux, et, dans l'impuissance de satisfaire leurs désirs, elles se polluent publiquement. Quelquefois les désirs les plus sales, les postures les plus dégoûtantes succèdent à des éclats de rires immodérés, ou à des larmes abondantes.

Dans son ouvrage *La Folie à Paris*, le docteur Garnier relate le fait suivant :

« Henriette S... a 31 ans. Dès son jeune âge, la vue des garçons la surexcitait étrangement; elle n'était heureuse qu'au bal, quand un danseur lui enlaçait la taille. Mariée de bonne heure, elle ne put trouver dans les rapports conjugaux des satisfactions suffisantes à ses besoins presque incessants de coït. Elle eut de nombreux amants, et, par son inconduite devenue notoire, désespéra son mari.

« Prise tout à coup de l'irrésistible besoin de l'acte sexuel, elle lutte contre le désir, mais bientôt domptée, elle descend dans la rue et se met en quête du mâle. En dehors même de l'accès impulsif irrésistible, elle ne peut faire la rencontre d'un homme vigoureux assez bien tourné, sans éprouver le désir du coït, dont l'idée seule suffit d'ailleurs à provoquer le spasme vénérien, ce spasme se produit chez elle jusqu'à six et sept fois dans la même journée.

« Dès qu'elle se trouve seule avec un homme, elle ne peut résister au besoin de se montrer nue. »

Un genre extraordinaire de nymphomanie rapporté par le docteur Thoinot est le suivant :

« La dame X..., âgée de 44 ans, avait été prise d'un amour irrésistible pour son propre fils âgé de 23 ans, qu'elle provoquait par les caresses les plus lascives.

« Internée pour tentative de suicide pour chagrins d'amour, son fils fit le récit suivant :

« Elle m'embrassait sur la bouche et répétait ces baisers cinq ou six fois. Puis le soir, quand j'étais couché, elle venait près de mon lit, passait sa main sous les couvertures sous des prétextes divers. Un jour elle oublia toute réserve et me prit la verge en se jetant sur moi, me couvrant de baisers passionnés, me parlant de son amour et m'exhortant à le partager. Repoussée avec brutalité, elle revint à la charge bien souvent. Je dus plusieurs fois, pour me soustraire à sa frénésie érotique, me dégager violemment, m'habiller et partir. Au moment où je franchissais la porte, elle me suppliait de rester, me promettant de se dominer. Sa résolution la maintenait calme pendant quelques jours.

« Reprise alors d'un accès, elle renouvelait ses tentatives, profitant de mon sommeil, venait me découvrir et, n'y tenant plus, se livrait à des attouchements sur moi, m'excitait par des paroles brûlantes. »

Un autre fait remarquable est celui de cette femme qui, dès l'âge le plus tendre, éprouvait un penchant extraordinaire pour les plaisirs vénériens.

A huit ans l'accouplement des animaux l'irritait et l'entraînait irrésistiblement à des attouchements.

A 17 ans, elle se marie avec un homme de 36 ans, vigoureux, dont elle recevait les caresses plusieurs fois de suite sans être satisfaite ; souvent même après trois approches elle demandait aux pratiques lesbiennes l'apaisement complet de ses sens.

A 49 ans, mère de huit enfants, elle

devint veuve. Après deux mois d'une continence absolue, ses désirs vinrent l'assaillir de nouveau. Pendant les veilles, les pensées les plus libertines, pendant les nuits, les rêves les plus érotiques obsédaient son esprit. Vaincue elle céda à la masturbation et put lutter ainsi contre ses désirs toujours renaissants, sans que personne pût soupçonner cette perversion génitale.

Trélat dans son ouvrage de la *Folie lucide* rapporte un cas intéressant de folie érotique :

« Mme V..., d'une taille ordinaire, mais de forte complexion, ayant une expression de physionomie très convenable, beaucoup de politesse dans le dialogue, une grande retenue dans le maintien, nous a été confiée le 17 janvier 1854.

« Interrogée, elle répond parfaitement à toutes les questions qui lui sont faites, se met à l'ouvrage, et travaille, malgré ses soixante-neuf ans, avec autant d'activité que de perfection, toujours d'humeur avenante, toujours assidue, ne se dérangeant jamais quand on lui dit qu'il faut se lever pour aller à table ou en récréation. Rien sur sa figure, dans ses actes, n'a jamais pu, pendant son séjour dans l'asile, nous faire soupçonner le moindre désordre.

« Pendant quatre ans, pas une parole obscène, pas un geste, pas le plus petit mouvement d'agitation, de colère ou d'impatience. Elle sait parfaitement qu'elle est enfermée, mais est absolument incapable d'user de la liberté.

« Toute sa vie, dès son jeune âge, elle a recherché les hommes et s'est abandonnée à eux. Jeune fille, elle les provoquait et désolait et humiliait ses parents par son avilissement. Du caractère le plus docile, le plus aimable et le plus enjoué, rougissant quand on lui adressait la parole, baissant les yeux toutes les fois qu'elle était en présence de plusieurs personnes, aussitôt qu'elle était parvenue à se trouver seule avec un homme jeune ou vieux, même avec un enfant, elle était subitement transformée, relevait ses jupes et attaquait avec une énergie sauvage celui qui devenait l'objet de ses amoureuses fureurs. Dans ces moments, c'était une Messaline et quelques instants avant on l'eût prise pour une vierge.

« Elle trouva qnelquefois de la résistance et reçut même de fortes corrections, mais il lui arriva plus souvent encore de rencontrer beaucoup de bonne volonté.

« Malgré plus d'une aventure de ce triste genre, ses parents la marièrent dans l'espoir de mettre un terme à ses désordres. Le mariage ne fut pour elle qu'un scandale de plus.

« Elle aimait son mari avec rage, mais elle aimait avec une rage égale tout homme avec lequel elle pouvait parvenir à être seule, et elle y mettait tant de persévérance et tant d'habileté qu'elle déjouait toute surveillance et en venait souvent à ses fins.

« C'était un ouvrier occupé à travailler, un passant qu'elle interpellait dans la rue et qu'elle parvenait à faire monter chez elle sous un prétexte improvisé ; c'était un jeune homme, un apprenti, un domestique, un enfant revenant de l'école !

« Elle mettait tant d'innocence en leur adressant la parole que chacun la suivait sans défiance.

« Plus d'une fois elle fut battue ou volée ce qui ne l'empêchait pas de recommencer.

« Devenue grand'mère, elle continuait le même genre de vie.

« Un jour elle introduisit chez elle un

petit garçon de douze ans, lui disant que sa mère allait y venir. Elle lui donna des bonbons, l'embrassa, le caressa, puis comme elle voulait le déshabiller et lui faire des attouchements obscènes, l'honnêteté de l'enfant se mit en révolte, il la frappa et alla tout raconter à son frère, jeune homme de 24 ans, qui monta dans la maison désignée par le plaignant et battit à outrance cette vilaine femme, en lui disant :

« — En pareilles aventures, on fait ses affaires soi-même pour ne pas laisser son nom en si mauvaise compagnie. J'espère qu'avec cette correction, vous ne recommencerez pas avec d'autres.

« Pendant cette scène le gendre survint, devina tout avant qu'on eût le temps de lui rien dire, et se mit lui-même du côté de celui qui se faisait si prompte justice.

« Elle fut enfermée dans un couvent, où on la trouva si bonne, si douce, si docile, si rose et d'une innocence si virginale, qu'on ne voulait pas croire qu'elle eût jamais commis la moindre faute et qu'on se porta caution pour elle en la rendant aux siens. Elle avait édifié tous les habitants de la maison par la ferveur avec laquelle elle s'était livrée aux pratiques de la religion.

« Une fois libre, elle reprit le cours de ses scandales, et toute son existence se passa ainsi.

« Après qu'elle eût fait le désespoir de son mari et de ses enfants, ceux-ci espérèrent enfin que l'âge, venant à leur aide, tempérerait le feu qui la dévorait. Ils se trompaient. Plus elle commettait d'excès, et plus elle prenait d'embonpoint, plus elle avait d'éclat et de fraîcheur.

« Comment est-il possible que des penchants si bas et des habitudes si dégradées puissent laisser à la physionomie tant de douceur, à la voix tant de jeunesse, au maintien tant de calme et au regard une sérénité si limpide ?

« Elle était veuve, ses enfants, qui n'avaient pu la garder chez eux et pour lesquels elle était un objet d'horreur, l'avaient reléguée hors des barrières, où ils lui servaient une rente.

« Etant devenue vieille, elle était obligée de rétribuer les hommages qu'elle se faisait rendre et comme la petite pension qu'elle recevait était insuffisante pour cet usage, elle travaillait avec une ardeur infatigable pour pouvoir se payer un plus grand nombre d'amoureux.

« A voir cette femme âgée si alerte au travail d'aiguille, s'en acquittant sans lunettes à 70 ans et au-delà, toujours propre et soignée dans ses vêtements, ayant l'apparence simple et honnête, le visage ouvert, jamais nous n'eussions deviné toutes ses turpitudes. Après qu'on nous les eut révélées, nous n'y eussions pas ajouté foi, si des preuves trop convaincantes ne nous eussent été fournies. Nous avons vu plusieurs de ces misérables hommes qui recevaient d'elle le prix de leur abjecte industrie. Ils venaient nous dire combien elle était laborieuse, ils nous affirmaient et nous cautionnaient sa moralité, espérant lui faire rendre la liberté et retrouver ainsi leur salaire. Nous n'avons pu nous contenir, et dans notre indignation nous sommes parvenus à arracher à l'un d'eux l'aveu et les détails de ses amours infâmes.

« Cette femme avilie, ce monstre, a conservé jusqu'à la fin de ses jours son calme, sa douceur inaltérable et toute son apparence d'honnêteté.

« Dans les derniers jours de mai 1858, elle a été prise d'engourdissements dans les membres du côté droit, et est morte le 17 du même mois. Elle avait succombé aux suites d'une hémorrhagie cérébrale, dont l'autopsie nous a fourni la preuve. »

Les femmes comme les hommes accusent à la première période de la paralysie générale une propension à abuser des rapprochements sexuels ; ce phénomène est assez saillant pour inquiéter la famille et provoquer dans la conduite un changement pendant longtemps inexpliqué ; durant plusieurs mois, une année quelquefois, le mal véritable est méconnu. C'est à ces cas que se rapportent les observations du docteur Bouchereau.

Une femme appartenant à une famille occupant dans sa ville une situation distinguée, mère de deux jeunes filles en âge de se marier, devient subitement provocante envers les hommes ; elle perd tout sentiment de réserve, devient indifférente avec les siens, néglige ses affaires ; l'examen de sa santé ne fournit tout d'abord que des renseignements incertains ; la vie commune devient impossible ; on la laisse s'éloigner, toute mesure ayant été écartée.

Elle vient à Paris se perdre dans la foule, vivant d'une pension que son mari lui continue ; tout son argent est dépensé pour satisfaire sa fureur génitale. De chute en chute, elle finit par être arrêtée en état de vagabondage. Au lieu d'une peine disciplinaire, on reconnaît la nécessité d'un isolement dans un asile, car cette malheureuse était parvenue à un degré avancé de paralysie générale qui, peu à peu, avait marché sans autres phénomènes délirants apparents, que des tendances nymphomaniaques.

Une autre observation du même auteur, nous montre une couturière très occupée, jouissant d'une grande aisance, qui se fait arrêter avec deux militaires dans une promenade publique, pour cause de scandale ;

on l'arrête ; mais reconnue paralytique, on la séquestre; après plusieurs mois de traitement, elle sort très améliorée, se remet au travail, gagne de l'argent; un jour, seconde sortie et finalement elle arrive une troisième fois pour terminer ses jours dans un asile.

Parmi les femmes dont le dérangement d'esprit est la conséquence de l'hérédité, il n'est pas rare d'en rencontrer avec des tendances nymphomaniaques s'associant à des manifestations religieuses exagérées ; leur vie n'a jamais été très régulière; durant la période calme en apparence, elles peuvent consacrer quelques mois à des pratiques de dévotion empruntées à la règle ascétique la plus sévère, puis soudain, elles vont dans le monde, recherchent les hommes, perdent le sommeil et tombent dans un accès maniaque violent qui se traduit par un mélange de propos orduriers, suivis d'idées mystiques; leur attitude est celle de la prière à ce moment, bientôt leurs gestes sont obscènes.

« C'est tantôt le délire religieux, tantôt le délire érotique, dit Bouchereau; sans transition aucune, ils se succèdent l'un à l'autre; une période de mélancolie ou même de stupeur arrive, puis le calme revient, la raison se recouvre.

« Là où un observateur eût pu indiquer une manie religieuse, un autre observateur, témoin d'un accès ultérieur, aurait été conduit à mentionner une manie érotique ou bien une nymphomanie. »

A une époque où l'imagination des foules était occupée des idées de possession, ces malheureuses femmes se croyaient victimes du diables qui, la nuit, envahissait leur couche, pénétrait dans leur corps et se livrait sur leur personne à des relations infâmes.

La vieillesse ne met pas les femmes à l'abri de la nymphomanie; quand toutes les fonctions intellectuelles ont disparu, les sentiments sont confus et la liberté affaiblie, permettant aux instincts de s'assouvir sans rencontrer la résistance inspirée par la morale ; on voit parfois une excitation génésique puissante s'emparer d'elles en même temps que de l'agitation maniaque se développe.

Certaines maladies de la matrice provoquent parfois une excitation qui donne lieu à de la nymphomanie ; mais dans ce cas son intensité est rarement aussi marquée que dans les affections du système nerveux, sa durée est plus courte; elle donne lieu très exceptionnellement aux mêmes conséquences. Il en est ainsi pour les maladies des reins, du rectum, de la vessie, de la vulve.

Chez la femme comme chez l'homme,

l'appétit vénérien surexcité est de tous les appétits le plus capricieux, le plus irrégulier, le plus soumis aux influences perturbatrices du genre de vie, des penchants moraux et intellectuels. Cette affection trouble l'économie, conduit à des excès compromettants pour la santé et pour la vie, et prend parfois un caractère d'irrésistibilité qui menace et la sécurité d'autrui et les mœurs.

Le docteur Legrain cite l'histoire d'une fille intelligente qui s'était éprise d'amour pour un individu absolument indigne d'elle.

« Camille est une grande fille de 21 ans, à la physionomie animée, intelligente, très bien élevée, ayant reçu une brillante instruction. Très joyeuse, constamment en mouvement, elle inventait mille farces pour se distraire et distraire ses compagnes.

« Cependant, l'absence de pondération dans ses facultés se manifestait de mille manières, elle était sale et n'avait pas cette propreté coquette des jeunes filles. Au moment de ses époques, elle laissait traîner sans pudeur les linges maculés qui lui avaient servi.

« Dès l'âge de 16 ans, la vie de Camille devient de plus en plus accidentée. Ses allures commencent d'abord par changer ; autrefois affectueuse, égoïste et fière, elle ne s'intéresse plus à rien. Elle se révolte contre la situation de sa famille rendue précaire par l'inconduite de son père. Elle est parfois arrogante et grossière.

« Placée dans une maison de campagne, elle noue des relations avec une compagne, elles se livraient à des attouchements mutuels.

« Revenue chez sa mère, elle ne tarde pas à se livrer à un individu d'origine belge, un déserteur, père de plusieurs enfants illégitimes et qui venait d'être condamné pour vol. Or, il est à noter qu'elle n'ignorait rien de la situation équivoque de son amant.

« Plus tard, elle vole 500 francs à son père et s'enfuit avec son amant, ils mangent 300 francs dans la même journée. Elle devint grosse. Puis elle voulait servir comme fille de brasserie et déclarait qu'elle se vendrait elle-même si son amant le lui demandait et qu'elle se sentirait la force de tuer son père et sa mère pour lui obéir.

« Placée dans une maison de correction, on ne l'y garde que six semaines parce que sa grossesse devient visible. Pendant le séjour qu'elle y fit, elle se plaisait à rappeler ses différentes aventures dont elle se glorifiait, tenant les propos les plus grossiers sur sa famille et manifestant le désir de retourner auprès de son amant. Elle finit par être internée à l'asile Sainte-Anne. »

Le docteur Andrieux rapporte l'observation qui suit : « Mme R... reçut une éducation brillante et très sévère. Elle aima un jeune homme qu'elle ne put épouser à cause de son manque de fortune ; à dix-huit ans, elle se maria avec M. R..., mais sans goût, comme sans enthousiasme. Elle eut six enfants qu'elle aima avec passion.

« Très religieuse, elle était d'une pudeur exagérée, au point de se couvrir le sein pour donner à téter à son enfant, même devant les familiers de la maison.

« Il y a quelques mois, le menuisier M... fut appelé à la maison pour des travaux. C'était un homme blond d'une dizaine d'années plus jeune qu'elle ; elle se prit pour lui d'un tel amour qu'elle n'avait plus de repos ni jour ni nuit. Elle dansait avec lui, l'enlaçant étroitement, et, dévorée de jalousie, l'empêchait de danser avec d'autres femmes.

« Elle, qui, tous les jours écoutait, si dévotement la messe et communiait, qui, dans la rue, se signait devant les images de madone ou de saints, elle en était venue à prononcer des paroles grossières et obscènes.

« Le mari ne tarda pas à avoir vent de la liaison avec le menuisier, il éloigna celui-ci. Alors, commença une correspondance entre M... et Mme R... qui ne cacha point son désespoir, se lamentant à tous.

« Elle donnait de l'argent à son amant pour lui permettre de s'acheter de beaux habits.

« Mme R... quitta un jour sa maison et se réfugia chez M..., abandonnant l'enfant qu'elle allaitait. A son mari qui la suppliait de revenir elle répondit : Je n'ai rien à faire avec vous, ni avec ceux de chez vous ; je n'ai plus de fils, je n'ai plus personne.

« Le mari porta plainte contre M..., l'accusant d'avoir abusé de sa femme. Le tribunal de Lucéra, devant qui fut portée la cause, rejeta la conclusion et débouta le mari de sa plainte. »

# LE PRIAPISME

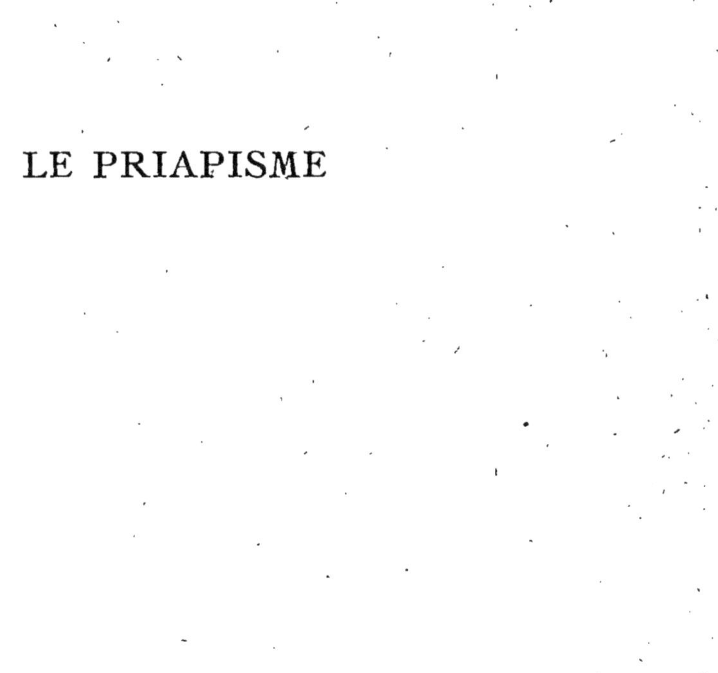

IV

# LE PRIAPISME

L'érection normale est ordinairement de courte durée et s'éteint spontanément; dans le priapisme, au contraire, elle est accompagnée d'une sensation très pénible, très douloureuse et très prolongée et, chose singulière, cette érection, pour ainsi dire incoercible, loin de porter aux désirs et à l'acte vénérien, est redoutée, chez ceux qui en sont atteints, comme une aggravation de leur mal.

Dans le satyriasis, au contraire, les malades, complices de leur sort, sont en proie à une lubricité effrénée, que la satisfaction semble exciter encore, sans pouvoir jamais l'assouvir.

Le priapisme est dû à toute stimulation vive, portée sur la muqueuse génito-urinaire. Ainsi dans les affections de la vessie, la cystite calculeuse par exemple, on note la rigidité douloureuse de la verge. Dans la blennorrhagie uréthrale aiguë, l'urèthre, rendu douloureux par l'inflammation et rigide par la turgescence de son tissu spongieux, ne peut suivre le redressement des corps caverneux et tend à l'incurvation en bas ; c'est ce qu'on a désigné sous le nom de *chaude-pisse cordée*. Plusieurs d'entre les malades rompent la corde par le procédé vulgaire de coups frappés avec la verge sur un corps dur.

Le priapisme s'annonce le plus souvent par degrés ; il ne constitue d'abord qu'une érection douloureuse, qui se manifeste ordinairement la nuit, mais se dissipe assez promptement lorsque le malade quitte son lit, reste dans une température moins élevée et se lave à l'eau froide.

Dans d'autres cas, l'affection parvient de suite à un très haut degré et présente plus de résistance.

En vain le malade varie ses positions, se lève et se promène, le priapisme se prolonge plus ou moins longtemps, le sommeil fuit la victime.

Quand l'érection est violente, il en résulte un mouvement fébrile, la tête devient douloureuse, la soif s'allume ; il y a de l'agitation, de l'anxiété, quelquefois du délire, souvent des douleurs lombaires et hypogastriques, l'urine coule difficilement, quelquefois son émission est totalement impossible, il y a absence de sécrétion urinaire.

Lorsque le priapisme parvient au dernier degré, la tension de la verge se propage au périnée, à la vessie, au rectum ; ces parties acquièrent un gonflement considérable dont la gangrène est quelquefois le terme.

Le petit nombre d'observations relatives au priapisme consignées dans les auteurs, et leur peu d'étendue, nous engagent à en rapporter deux, dont la première avec quelques détails.

Un homme âgé de 37 ans, célibataire, fut sujet, dès l'âge de 17 à 18 ans, aux pollutions noctures et contracta dans sa jeunesse plusieurs gonorrhées. A 32 ans, il s'aperçut qu'à son réveil il était fort souvent en érection, ce qu'il attribua d'abord à l'influence de son imagination naturellement ardente, et à l'empire d'une liaison qui excitait plus ses désirs qu'elle ne les satisfaisait. Au bout de quelques jours, il ressentit beaucoup d'ardeur dans le canal de l'urèthre ; les érections étaient douloureuses la nuit ; le passage des urines produisait une vive chaleur, et le troisième jour, il survint un écoulement verdâtre, avec tiraillement insupportable au scrotum et au périnée.

Soumis à un traitement, il n'obtint qu'avec beaucoup de peine la résolution de cette inflammation et son affection principale ne reçut aucun amendement des divers traitements auxquels il fut soumis.

L'état local est celui-ci : dès que le malade s'assoupit, il éprouve un priapisme intense ; mais sans douleur vive, qui dure jusqu'au moment de son réveil. Cet état de spasme est d'autant plus violent que le sommeil est plus profond ; et il survient, au milieu de rêves lascifs, une éjaculation après laquelle l'irritation prend un nouveau degré d'intensité ; toutefois ces accidents ne sont pas assez rapprochés pour altérer notablement les forces du malade. L'urèthre est, dans toute son étendue, d'une irritabilité extrême et le siège d'une démangeaison insupportable; le gland et le prépuce, très sensibles, sont disposés à l'engorgement et même à l'ulcération.

« Un sexagénaire, pour faire preuve de vigueur auprès d'une femme, prit des cantharides; peu de temps après, il ressentit un léger chatouillement dans la verge, puis un prurit douloureux, un délire érotique, enfin une hémorrhagie se déclara, avec douleur aiguë et priapisme persistant. »

Le priapisme n'est pas toujours essentiel ni toujourssimple. On le rencontre souvent uni à une autre maladie dont il est difficile de le considérer comme un symptôme. Virey cite l'observation d'un individu qui succomba aux suites d'une fièvre maligne compliquée de priapisme ; chose remarquable, dit-il, l'érection se soutint longtemps encore après le décès.

Le priapisme cantharidien a été souvent l'objet d'études. Dans cette forme toxique de la maladie, se sont souvent montrés les plus graves accidents, et ce n'est pas seulement dans la cavité des organes génito-urinaires, arrosés par l'urine chargée du principe actif de la cantharide, que les désordres ont été signalés, mais aussi dans le foie, dans l'estomac et les intestins où l'on a constaté des inflammations hémorrhagiques et gangréneuses. Il en ressort que les cantharides, prises ou données à l'intérieur comme excitant des organes génitaux, peuvent parfois produire le priapisme vrai, mais encore plus le satyriasis.

On peut observer le priapisme dans les affections de la moelle, mais alors il est souvent lié au satyriasis.

Le traitemnt du priapisme est variable

selon les considérations de son origine. Les bains tempérés prolongés, les boissons abondantes, les applications de glace, les lavements opiacés, le bromure de potassium. On doit éviter les lits trop chauds, et surtout le décubitus dorsal qui a une funeste influence sur le priapisme.

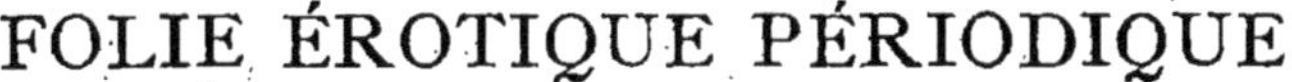

# FOLIE ÉROTIQUE PÉRIODIQUE

## V

## FOLIE ÉROTIQUE PÉRIODIQUE

La folie érotique périodique consiste en accès de manie ou de mélancolie, se reproduisant à intervalles plus ou moins éloignés, souvent un très grand nombre de fois durant la vie du malade.

Le docteur Chevalier a résumé un cas curieux de ce genre de folie, observé par Servaës en 1876.

« Franz F... fut arrêté en 1871 pendant qu'il faisait des propositions obscènes à un gardien de nuit. Son état mental étant suspect, il fut envoyé à l'asile pour être observé. Il est âgé de 35 ans...

« Il invite le docteur à partager son lit. Il avoue avoir eu des rapports sexuels avec des hommes, et avoir éprouvé la plus grande jouissance possible, il soutient que c'est *l'essence de sa vie*, il ne peut s'en rassasier. Il interprète l'Ecriture sainte de façon à glorifier son vice. Il a pour les femmes une aversion insurmontable, et n'a jamais pu entretenir de relations avec elles. Il prêche le mariage entre hommes, prétend en prouver aisément la légitimité et l'utilité. Il ajoute : « Du regard je reconnais les hommes semblables à moi, et cela à leur regard même ; je ne me suis jamais adressé en vain à telles personnes. »

« Le malade resta à l'asile 15 mois ; il offrait dans toute sa netteté le type de la *folie circulaire*. Il présente une première période d'excitation de 8 à 15 jours à laquelle succède une courte période de *dépression mélancolique*. Les deux périodes qui constituent l'accès sont séparées de l'accès suivant par un intervalle lucide de quelques jours. C'est pendant la période d'exaltation qu'il présente à l'état de paroxysme la perversion sexuelle, il parle beaucoup et tous ses discours se rapportent à ses préoccupations. Il provoque et poursuit tout homme qui l'approche ; ses regards passionnés se fixent avec instance sur les médecins et les infirmiers. »

Du même auteur, un cas de folie périodique : « Catherine W..., âgée de 16 ans, présente une succession d'accès d'exaltation et d'accès de mélancolie séparés par l'état normal. Le 27 décembre 1872, état d'exaltation, gaieté, rire, avec désirs amoureux pour sa garde-malade. Le 31 décembre, accès mélancolique. Le 20 janvier nouvel accès tout à fait analogue au premier Accès pareil le 18 février. La malade ne se souvenait plus de rien et apprenait en rougissant et avec un grand étonnement, le récit des faits passés. »

Dans la paralysie générale on voit très souvent des cas d'aberrations et d'anomalies génitales, Tarnowski cite un cas de penchants homosexuels. Il s'agit d'un jeune homme, travailleur acharné, qui fut atteint de paralysie générale. Au début ce fut une excitation génitale qui dégénéra en inversion. Le malade, perdant toute moralité, eut de nombreux rapports avec des pédérastes ; il contracta un chancre, et infecta lui-même un grand nombre d'individus, restant indifférent aux conséquences de ses actes.

Dans la démence sénile, nous trouvons un exemple publié par Von Krafft-Ebing : « M. X..., 80 ans, d'une haute position sociale, issu d'une famille tarée, cynique, a toujours eu de grands besoins sexuels. Selon son propre aveu, il préférait, étant encore jeune homme, la masturbation au coït. Il eut des maîtresses, fit à l'une d'elle un enfant, se maria par amour à l'âge de 48 ans et fit encore six enfants ; durant la période de sa vie conjugale, il ne donna à son épouse aucun motif de se plaindre. Je ne pus avoir que des détails incomplets sur sa famille. Il est cependant établi que son frère était soupçonné d'amour homosexuel, et qu'un de ses neveux est devenu fou à la suite d'excès de masturbation. Depuis des ann es, le caractère du patient, qui était bizarre et sujet à des explosions violentes de colère, est de plus en plus excentrique. Il est devenu méfiant et la moindre contrariété dans ses désirs le met dans un état qui peut provoquer des accès de rage pendant lesquels il lève même la main sur son épouse.

« Depuis un an on a remarqué chez lui des symptômes nets de démence sénile. La mémoire s'est affaiblie, il se trompe sur les faits du passé et parfois ne sait plus s'y reconnaître. Depuis quatorze mois, on constate chez ce vieillard de véritables explosions d'amour pour certains de ses domestiques hommes, particulièrement pour un garçon jardinier.

« D'habitude tranchant et hautain envers ses subalternes, il comble ce favori de faveurs et de cadeaux, et ordonne à sa famille ainsi qu'aux employés de la maison de montrer la plus grande déférence à ce garçon. Il attend dans un véritable rut les heures du rendez-vous.

« Il éloigne de la maison sa famille pour pouvoir rester seul et sans gêne avec son favori, il s'enferme avec lui des heures entières et, quand les portes se rouvrent, on trouve le vieillard tout épuisé couché sur son lit.

« En dehors de cet amant, le vieillard a encore périodiquement des rapports avec d'autres domestiques mâles. Ces manies produisent chez lui une véritable démoralisation. Il n'a plus conscience de la perversité de ses actes sexuels, de sorte que son honorable famille est désolée et n'a d'autre recours que de le mettre sous tutelle, de le placer dans une maison de santé. »

Enfin, Charcot et Magnan donnent cette observation : C'est une maniaque de 33 ans « qui, à plusieurs reprises, voulait faire, disait-elle, comme l'homme, cherchait à retrousser la robe des surveillantes, les suppliant de cohabiter avec elle, se montrant d'autre part indifférente à l'égard des hommes venus à côté d'elle. »

# EXCÈS VÉNÉRIENS

## VI

## EXCÈS VÉNÉRIENS

Le sperme étant la sécrétion la plus important de l'économie générale, puisqu'il est destiné à communiquer la vie et qu'il doit encore entretenir, pour ainsi dire, la vie de l'individu, il faut qu'il soit résorbé en partie, pour porter une vigueur toujours nouvelle aux fonctions vitales et contribuer, par là, à la prolongation de l'existence.

L'abus empêche cette résorption si nécessaire à la santé et provoque en outre une sécrétion trop abondante qui se fait au détriment des autres et épuise le corps.

Toutes les évacuations d'humeurs se font, à l'état de santé, avec facilité, sans réaction sur l'organisme. Il n'en est pas de même de celle du sperme; il faut un ébranlement général, une convulsion de toutes les parties, une accélération du mouvement vital, pour lui donner une issue.

Il ne faut donc pas être surpris que l'acte vénérien, exigeant une si grande dépense de vitalité, devienne, par cela même, nuisible au plus haut degré lorsqu'on le réitère abusivement.

Un caractère propre aux maladies nées d'un excès vénérien, c'est l'état chronique. Elles ont une marche lente et progressive et présentent toutes le type d'une altération profonde.

Dans le commencement des excès, le corps ayant besoin de réparation, il se produit une augmentation d'appétit, les digestions se font rapidement, mais cela ne dure pas. L'estomac devient le siège de sensations pénibles et douloureuses, puis le dégoût des aliments survient.

Lorsque la fonction digestive est troublée, d'autres troubles de l'organisme ne tardent pas à se manifester. L'amaigrissement est un des effets les plus constants des abus vénériens.

Des prédispositions individuelles engendrent pour chacun une série de maux particuliers ; chez les uns, l'affaiblissement porte sur les organes respiratoires ; chez d'autres, les symptômes anémiques prédominent. Il y a affaiblissement, prostration des forces, essoufflements, palpitations et névroses. La sensibilité du système nerveux qui n'est plus modérée par la richesse, du sang, s'exalte et détermine des névralgies violentes, interminables.

Les fonctions de la circulation étant activées par les émotions fréquentes et les ébranlements répétés du coït, il survient des battements de cœur, qui déterminent des lésions de cet organe, comme aussi ils prédisposent les sujets sanguins à l'apoplexie et à la paralysie.

Un grand nombre de médecins ont placé les excès voluptueux parmi les causes de ces affections, et la plupart des morts subites pendant l'acte vénérien sont dues à des épanchements de sang dans le cerveau, ou à la rupture d'un anévrisme. Ces cas ne sont pas rares dans les maisons de tolérance.

Les maladies de la moelle épinière ont souvent été reconnues chez les débauchés. Nombreuses sont les maladies génito-urinaires qui peuvent survenir par les abus vénériens.

Chez l'homme, les écoulements et les rétrécissements du canal de l'urèthre, le priapisme, l'impuissance, les pertes séminales.

Chez la femme, la leucorrhée, les blennorrhagies, les ulcérations du col de la matrice, la nymphomanie, la stérilité, l'avortement, le cancer du col, etc.

Dans les deux sexes, l'inflammation du rein, celle de la vessie, l'incontinence d'urine et enfin la syphilis.

Les excitations permanentes de la sensibilité, la déperdition incessante des forces vitales, tout concourt chez le voluptueux à l'ébranlement du système nerveux : spasme, tremblements, convulsions, épilepsie, paralysie, contracture des membres, aberrations de l'ouïe et de la vue.

Les pertes séminales involontaires s'observent très souvent chez les débauchés. Il est des pollutions utiles, celles qui se manifestent de temps à autre, pendant la nuit, dans des rêves lascifs, chez les adolescents ou les adultes qui vivent dans la continence, elles remédient alors à la surabondance spermatique et sont suivies de soulagement. Mais si les pollutions sont fréquentes et répétées toutes les nuits, sans être accompagnées d'excitations, si la semence s'écoule en bavant sans occasionner le moindre plaisir, alors c'est l'état de maladie, et la maladie est des plus graves.

Les excès vénériens produisent non seulement des maux de langueur, mais aussi quelquefois des affections à marche rapide et aiguë.

Hippocrate a laissé l'observation d'un jeune homme qui, après une nuit de débauche, fut attaqué d'une fièvre violente accompagnée de symptômes malins qui se termina en quelques heures par la mort.

Chez les vieillards, on en voit qui ne savent pas plus résister que les jeunes gens aux périlleuses jouissances et qui, pour mieux exciter leurs sens émoussés, ont besoin d'aiguillons puissants et ils les demandent à la jeunesse et à la fraîcheur, à la beauté, aux grâces et à la variété.

Pour attiser un feu éteint, il n'est pas de manœuvres qu'ils n'emploient, quelque coupables soeint-elles. Outre les maladies redoutables et la marche hâtive et précipitée de la vieillesse, ils ont à craindre la mort subite, résultat d'émotions désordonnées et d'efforts considérables.

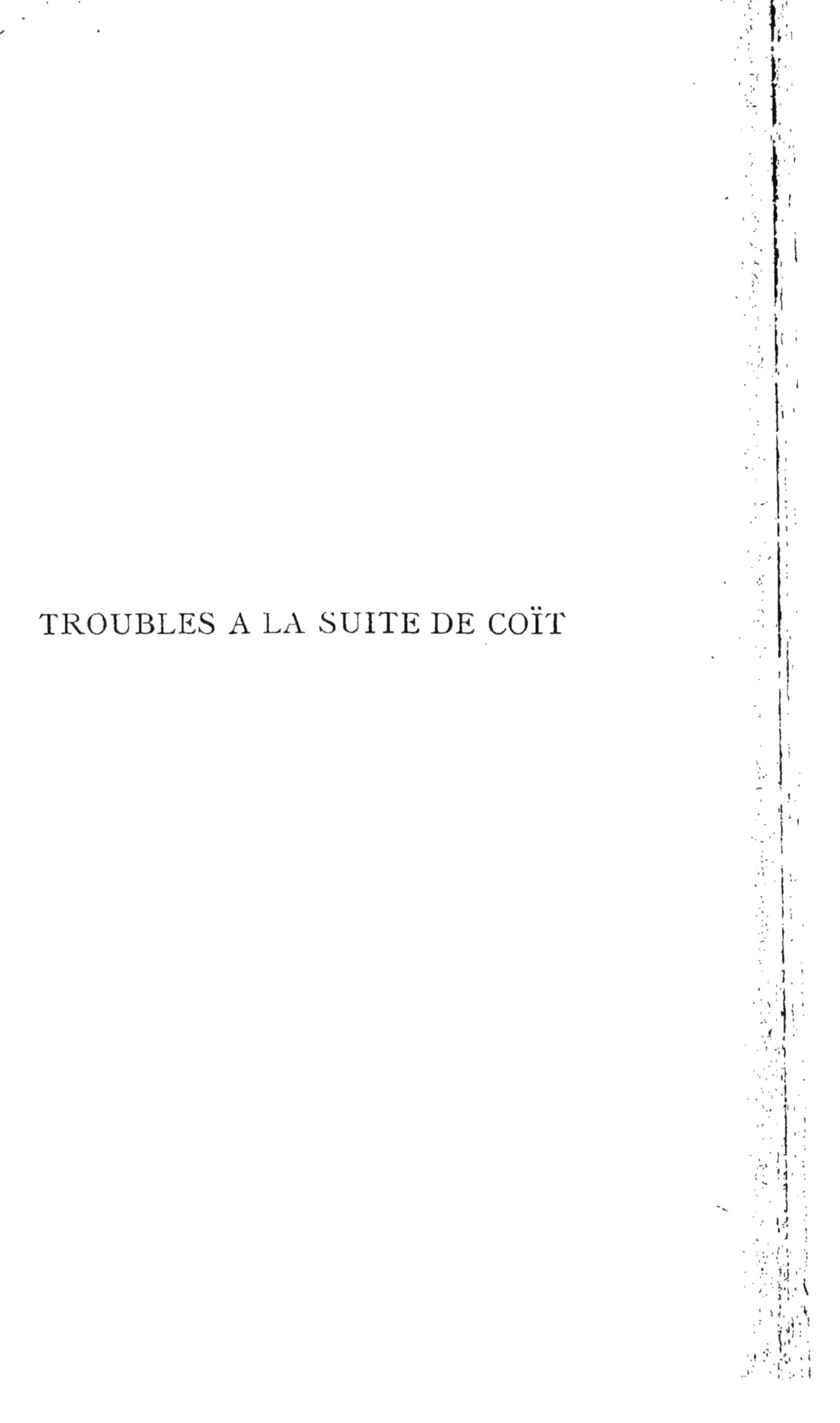

# TROUBLES A LA SUITE DE COÏT

## VII

## TROUBLES A LA SUITE DE COIT

La suractivité physique et morale qui accompagne l'éréthisme génésique s'accompagne quelquefois d'actes de violence. C'est ce qu'on nomme l'ivresse érotique Chez quelques individus, la dépression consécutive s'accompagne d'une véritable antipathie sexuelle qui peut être assez intense pour se manifester par des violences (Féré).

L'excitation générale qui accompagne l'acte sexuel peut provoquer un grand nombre de troubles nerveux.

Le coït peut provoquer l'épilepsie : Sauvage cite une personne chez laquelle il était constamment suivi d'un accès. Zimmermann a connu un homme qui avait un accès chaque fois qu'il s'était livré à l'onanisme. Mauriac cite un chien qui était atteint d'épilepsie chaque fois qu'il s'accouplait.

La folie peut être la conséquence des premiers rapports sexuels, surtout chez les jeunes femmes prédisposées.

Le Dr Féré (*L'Instinct sexuel*) dit « que l'éréthisme général qui accompagne les excitations peut déterminer un certain nombre d'accidents liés aux conditions physiques du complexus : tremblement local ou général, crampes, grincements de dents, toux, éternuements, borborygmes, éructations, émission de gaz intestinaux ».

Brantôme avait ouï parler d'une grande

dame « que quand on lui faisait cela, elle se compissait à bon escient ».

Mac Gillienddy cite une femme qui vidait sa vessie chaque fois que son mari l'approchait.

Les anciens auteurs ont signalé le danger du coït pendant le travail de la digestion ; chez certains individus, le coït après le repas provoque un épuisement des activités gastriques et tous les phénomènes de l'indigestion.

« L'orgasme génital, dit Féré, est suivi d'une diminution brusque de la tension artérielle qui peut amener la syncope et la mort subite. »

Hutchinson cite un malade qui, à la suite du coït, éprouvait une sensation effroyablement douloureuse derrière la tête, se sentait menacé de mort, et restait quelques minutes inconscient.

On observe des cas de paralysie momentanée chez certains individus après le coït. Chez les hystériques, ces cas ne sont pas rares.

Chez certains tempéraments névrosés, les phénomènes d'épuisement ne se bornent pas aux fonctions motrices, on peut les observer dans le domaine de l'intelligence et du sentiment, comme dans toutes les conditions de fatigue. Après la satisfaction du besoin, certains individus éprouvent pour leur partenaire un sentiment contraire, leur sympathie fait momentanément place à un sentiment qui peut varier du dégoût jusqu'à la haine.

# TABLE ANALYTIQUE

IMPRIMERIE F. DEVERDUN BUZANÇAIS (INDRE)

# BIBLIOTHÈQUE POPULAIRE

DES

# Connaissances médicales

### Collection à 1 franc le volume

*La Collection que nous publions sous le titre de* **Biblio-thèque populaire des Connaissances médicales,** *remplit un but de vulgarisation d'un intérêt saisissant. Le résumé analytique des matières contenues dans chaque volume que nous donnons ici en fera saisir toute l'importance.*

*Dégagé des termes techniques, le texte de ces ouvrages, tout en conservant une précision absolument scientifique, est remarquable par la netteté de la rédaction, ce qui le met à la portée de tous.*

---

N° 1

## La Blennorrhagie

Causes. — Fréquence. — Mode de contagion. — La blennorrhagie chez l'homme. — Son début, sa marche et sa durée. — Balanite et Balano-posthite. — Paraphimosis. — Orchite. — Blennorrhagie chez la femme. — Uréthrite. — Vulvite. — Vaginite. — Végétations. — Complications de la Blennorrhagie. — Rhumatisme et ophtalmie blennorrhagiques. — Rétrécissements. — Rétention d'urine. — Goutte militaire. — Le Gonocoque.

---

N° 2

## LA SYPHILIS

Historique. — La virulence. — Le chancre infectant. — Les plaques muqueuses. — Le mode de contagion. — Les degrés. — Accidents consécutifs. — Hérédité. — Infection de l'enfant sans contagion pour la mère. — Infection de l'enfant par l'allaitement. — Infection de la nourrice. — Immunité des syphilitiques de la syphilis par l'hérédité. — Traitement.

N° 3

# L'ONANISME CHEZ L'HOMME

Historique. — Les causes — L'onanisme solitaire. — L'onanisme en commun. — Manualisation. — Onanisme buccal. — Caractère des masturbateurs. — Influence de l'onanisme sur les facultés intellectuelles. — Ses effets sur le système nerveux. — Maladies engendrées par l'onanisme. — Amaigrissement, névralgies, palpitations, apoplexie, paralysie, satyriasis, pertes séminales, impuissance, stérilité, perte de la vue et de l'ouïe. Abrutissement général.

N° 4

# La Masturbation chez la Femme

Le saphisme. — Le clitorisme. — La masturbation par des corps étrangers, par frottements. — Les ménages de tribades. — Leur jalousie. — Le dégoût de l'homme, la prostitution chez les tribades. — Lettres de thribades. — Les maisons clandestines d'amour lesbien. — Les tribades intermittentes. — Les désordres de la masturbation. — Fureur utérine. — Leucorrhée. — Métrite, stérilité, affections nerveuses, troubles de l'intelligence. — Déformation des organes féminins. — Sodomie chez la femme. — Le saphisme bestial.

NOUVELLE LIBRAIRIE MÉDICALE

*39, rue de Trévise, à Paris*

**Collection à 1 franc le volume**

*N°* 5

# LA PÉDÉRASTIE

La prostitution pédéraste, le chantage, exemples. Les mœurs des pédérastes, caractères extérieurs. — Pédérastes actifs et passifs. — Observations médico-légales. — Les signes de la pédérastie. — Déformations de l'anus et de la verge. — Les uranistes dans la société. — Leur caractère morbide. — Perversion et perversité. — Le dégoût de la femme. — Les invertis-nés et les invertis occasionnels. — Les causes.

*N°* 6

# L'AMOUR ET L'ACCOUPLEMENT

Les organes génitaux de l'homme et de la femme, leur description et leurs fonctions. — Le sperme. — Les ovaires et l'ovulation. — La puberté et la nubilité. — Le mécanisme du coït. — La volupté. — L'appétit vénérien. — Modes divers d'accouplement. — La recherche de la volupté. — L'orgasme vénérien. L'éjaculation.

N° 7

## LA PROCRÉATION

Le mécanisme de la fécondation, rencontre du sperme et de l'ovule, leur fusion, le germe, historique de la question. — Théories anciennes. — Moment propice à la fécondation. — La grossesse, signes certains ou incertains. — Début, progression. — Indication des sexes. — L'accouchement, les douleurs. — Description et terminaison. — L'accouchement chez tous les peuples, postures et pratiques. — Les jumeaux. — Comment se forment les monstres. — Les envies, ce qu'elles sont. — Nains et géants. — Cas d'enfants extraordinaires.

N° 8

## LA MENSTRUATION

La matrice et les ovaires, apparition des règles, causes des règles, l'ovule et l'ovulation, chute de l'ovule, congestion des organes, durée des règles, complications. — L'âge critique, son début, son caractère. — Accidents et maladies. — Influence de l'âge critique sur l'économie générale.

**Collection à 1 franc le volume**

*N°* 9

# Impuissance et Stérilité

L'impuissance chez l'homme, par défauts de désirs, ar dégoût, par défaut d'érection complète, par défaut e conformation. — Stérilité par défaut d'éjaculation, ar absence de spermatozoïdes. — Impuissance chez a femme par vaginisme, par vice de conformation. — térilité occasionnelle et momentanée, absence de ègles par maladies.

*N°* 10

# L'HERMAPHRODISME

Définition et variétés. — Historique. — Les neuf ortes d'hermaphrodisme. — Malformation masculine : féminine. — Exemples. — Formation des hermahrodites. — Les hermaphrodites devant la loi. — ariage. — Erreur de personne. — L'état-civil des ermaphrodites. — Erreur de déclaration. — Les cas élèbres. — L'appétit sexuel chez les hermaphrodites. - L'infantilisme. — Arrêt de développement. — Le minisme. — L'homme-femme. — La femme-homme. - Les Gynécomastes ou mamelle avec sécrétion ctée. — Types de Gynécomastes. — Arrêt du développement des testicules. — Exemples.

*N°* **11**

# LA PERVERSION SEXUELLE

Définition de la perversion. — Les variétés. — Le fétichisme. — Les fétichistes et leur caractère, la passion du mouchoir, des bottines, des cheveux, des vêtements féminins, des bonnets de nuit, des tabliers, des morceaux de draps, etc. — Le masochisme. — L'amour des coups et de la domination féminine. — Les passionnés des excrétions féminines, de la sueur, des mucosités nasales. — Les buveurs d'urine, les stercoraires, les lécheurs de pieds. — Le sadisme. — Les sanguinaires et les tortionnaires. — Les éventreurs de femme. — Exemples célèbres. — Les nécrophiles et les vampires. — Déterreurs de cadavres, le viol des mortes. — Bestialité. Exemples de ce vice.

*N°* **12**

# LA VIRGINITÉ

L'hymen, situation, formes et anomalies. — Signes de la virginité. — L'hymen n'est pas une certitude. — L'hymen élastique. — Sa persistance après le coït et après l'accouchement. — La défloration chez les peuples d'Orient. — L'infibulation. — La défloration criminelle. — Attentats, viol dans l'hypnotisme et dans le somnambulisme, le chloroforme. — Simulations de viol et coups montés. — Médecine légale. — La continence et la chasteté. — Effets contraires produits par la continence. — Exemples d'abus de chasteté. — Le célibat, maladies produites par le célibat forcé, son immoralité, sa contradiction avec les lois naturelles.

**Collection à 1 franc le volume**

*N°* **13**

# L'HYSTÉRIE

Son histoire. — Les hommes hystériques. — Caractère de l'hystérie, sa fréquence et ses causes. — Ses degrés. — Ses accès, débuts et durée. — Observations. — La folie hystérique, définition et caractère. — La Salpêtrière. — Cas célèbres.

*N°* **14**

# L'Hypnotisme

Son histoire. — Les magnétiseurs. — Le somnambulisme. — Les hystériques et l'hypnotisme. — Sujets hypnotisables. — Procédés employés pour produire la léthargie, la catalepsie et la contracture. — Curieux exemples de ces divers états. — La suggestion, l'hypnotisé assassin, son réveil. — Oubli complet de l'acte. — Obéissance passive. — L'hallucination. — Curieuses observations.

**Collection à 1 franc le volume**

N° 15

# LA FOLIE ÉROTIQUE

L'Erotomanie. — Définition. — Fièvre érotique. — Manie. — Extase amoureuse et ravissement. — L'érotomanie chez les anciens. — Ses causes. — Le satyriasis. — Excitations morbides. — Effets des cantharides. — La nymphomanie. — Causes. — Ses degrés. — Manie furieuse. — Insensibilité. — Scènes obscènes. — Amour charnel d'une mère pour son fils. — Manie mystique. — Exemples remarquables. — Priapisme. — Erections incoercibles, causes et effets. — Folie érotique périodique. — Exemple d'exaltation sexuelle. — Démence sénile. — Excès vénériens. — Chronicité des maladies nées des abus. — Pertes séminales. — Troubles singuliers à la suite de coït. — Ivresse érotique. — Influence sur les sentiments.

N° 16

# LA PROSTITUTION

Précis historique. — Les 22 classes de courtisanes de la Grèce, la débauche romaine. — La prostitution au moyen âge. — Les maquerelles. — Les filles au Châtelet. — Exactions de la police. — La prostitution moderne. — Les instructions de la police. — Cartes des filles. — Leurs obligations et leurs défenses. — La prostitution clandestine. — Types et procédés de ces filles. — La retape. — Les maisons de passe et de rendez-vous. — Le rôle de l'homme. — Le recrutement des filles de joie. — Le proxénétisme. — Courtage. — Les causes de prostitution. — Caractères des filles de joie. — Obstacles à leur libération. — Sentiments religieux et charité. — La maternité. — Etrange pudeur. — Les souffrances.

*N°* **17**

# HYGIÈNE ET RÉGÉNÉRATION

Les forces sexuelles de l'homme, leur conservation par l'hygiène. — La sécurité en amour, moyens d'y pourvoir. — Les forces affaiblies rendues sans dangers. — L'hygiène de la femme amoureuse. — Beauté du corps, conservation des seins, leur blancheur et leur fermeté ; tonicité des organes génitaux. — Recettes et procédés.

*N°* **18**

# L'AVORTEMENT

Avortement naturel spontané. — Les causes acquises ou héréditaires. — Avortement accidentel. — Causes, émotions morales. — Maladies. — Ebranlements physiques. — Avortement provoqué. — Médecine légale. — Fait matériel. — Intention. — Conséquences. — Preuves. — Le produit de la conception. — Simulation — Manœuvres abortives. — Coups, chutes, tamponnements. — Drogues.

**Collection à 1 franc le volume**

*N°* **19**

# LES MORPHINOMANES

## Les Fumeurs d'Opium

La morphine. — Ses effets. — Causes de la morphinomanie. — Habitude acquise. — Souffrances. — Délices et voluptés. — Exaltation et dépression vitales. — Désordres du système nerveux. — Les hystériques et la morphinomanie. — Désordres intellectuels. — L'appareil sexuel. — L'opium en Orient. — Mangeurs et fumeurs d'opium. — Mangeurs d'opium en France. — L'opium des fumeurs. — Sa préparation. — La pipe et la manière de s'en servir. — Effets de l'opium sur l'homme et les animaux. — Sommeil, rêves. — Ravages de l'opium.

*N°* **20**

# Le Mariage et son Hygiène

Du mariage au point de vue sexuel. — Puberté et nubilité. — Danger de la précocité. — L'âge de la fécondité. — Mariages consanguins et le résultat de la conception. — L'amour physique dans le mariage. — Première nuit de noce. — Le vaginisme. — Les fins du mariage. — Les fraudes conjugales. — Variétés. — Leurs dangers. — Exemples. — L'hygiène des sexes. — Le coït dans la grossesse. — Possibilité d'avortement. — Le coït dans l'âge critique. — Hygiène de l'âge critique.

aux pays d'Orient ; Les débauches du moyen âge ; Républiques italiennes ; Les papes ; En France ; Effet moral de l'apparition de la vérole ; Résultat néfaste de la débauche sur les grands.

V. La volupté dans ses résultats sur la santé et la vie humaine. — La lâcheté et la férocité engendrée par la volupté ; Effets des abus voluptueux sur la fécondité ; Le sperme stimulant de l'économie générale ; La femme plus voluptueuse que l'homme.

VI. Chasteté et continence. — Impuissance temporaire ; La chasteté absolue ; Le célibat contraire à la femme ; L'abus des fonctions génitales et l'intelligence ; L'érection rebelle à la volonté.

VII. Rapports des sens avec les organes génitaux. — Le toucher, influence des caresses ; L'odorat, effets voluptueux des parfums et de certaines excrétions ; Le goût ; Les baisers ; Aberrations singulières de ce sens.

IX. La volupté et la pudeur. — La pudeur sert de frein à la violence ; Fragilité de la pudeur ; La pudeur excite la volupté et la prépare ; Dispositions nécessaires à la conservation de l'espèce.

XII. La fécondation et la volupté. — Les cinq groupes des actes de la génération ; La volupté n'est pas nécessaire chez la femme.

XIII. Affections morales : peines d'amour. — La jalousie chez l'homme et chez la femme ; Jalousie intéressée ; Nymphomanie et érotomanie consécutives à la jalousie ; Exemple d'érotomanie ; Erotomanie mystique ; La monomanie du suicide ; Observation médicale.

XIV. Amour et volupté dans les tempéraments ; Influences. — L'homme sanguin ; Le bilieux ; Le mélancolique ; Le lymphatique ; La femme lymphatique sanguine ; La blonde et la brune ; Variétés dans les types ; Influence de l'alimentation ; Influences climatériques ; Les citadins et les paysans.

XV. Amour idéal, amour matériel. — L'amour dans les passions ; L'amour dans la vie sociale et l'amour purement physique.

*Franco contre mandat-poste de* **4 francs**

Adrienne SAINT-AGEN

# AMANTS FÉMININS

ROMAN PASSIONNEL

*Orné de nombreuses illustrations suggestives par Conrad et tirées en gravure sur bois*

PRIX : 3 FR. 50

CHARLES OFFENSTADT, ÉDITEUR
39, rue de Trévise, PARIS

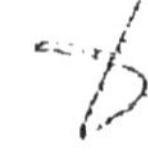

www.ingramcontent.com/pod-product-compliance
Ingram Content Group UK Ltd.
Pitfield, Milton Keynes, MK11 3LW, UK
UKHW012044240726
13965UKWH00003B/1032